Docteur René JUDE

La Symphyse généralisée du Péritoine

LYON. — IMP. A. REY

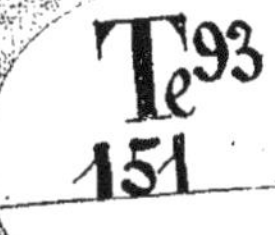

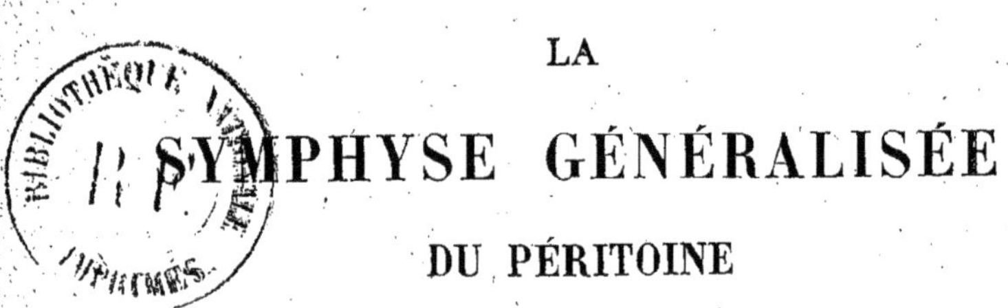

LA

SYMPHYSE GÉNÉRALISÉE

DU PÉRITOINE

LA

SYMPHYSE GÉNÉRALISÉE

DU PÉRITOINE

PAR

Le Dr René JUDE

LYON
A. REY & Cie, IMPRIMEURS-ÉDITEURS DE L'UNIVERSITÉ
4, RUE GENTIL, 4

1901

LA

SYMPHYSE GÉNÉRALISÉE

DU PÉRITOINE

A propos d'un cas de péritonite tuberculeuse chronique observé dans son service de clinique infantile, ayant abouti à une symphyse complète du péritoine, et s'étant présenté cliniquement avec des allures caractéristiques, M. le professeur Weill nous a engagé à rechercher dans la littérature médicale, s'il existait des cas analogues, et si le tableau symptomatique de ces symphyses de la séreuse abdominale a été nettement isolé, à l'égal de ce qui est actuellement connu pour les symphyses pleurale et péricardique.

Nos recherches ayant été négatives, nous avons tenté un essai nosographique de cette forme particulière de la péritonite tuberculeuse.

Notre travail comprendra les divisions que voici :

Un premier chapitre sera consacré à l'historique de la question. Nous y montrons que la symphyse totale du péritoine n'a pas été suffisamment mise en lumière.

Dans un second chapitre, nous rapportons l'observation qui a servi de point de départ à ce travail et, à titre de curiosité, les observations de symphyse trouvées dans la littérature médicale, sans que leurs auteurs les aient diagnostiquées et isolées, sans même qu'ils y aient attaché une importance quelconque.

Dans un troisième, enfin, nous essayons de dégager les principaux traits symptomatiques de la symphyse totale du péritoine.

Le sujet et les éléments de ce travail nous ont été donnés par M. le professeur Weill. Nous lui en sommes profondément reconnaissant et le remercions aussi du grand honneur qu'il veut bien nous faire en présidant notre thèse.

M. le Dr Péhu, ancien interne des hôpitaux de Lyon, a droit à toute notre gratitude pour son aimable accueil et les conseils qu'il nous a donnés.

CHAPITRE PREMIER

HISTORIQUE

Les séreuses des organes splanchniques (plèvre, péricarde, péritoine) présentent à l'égard des agents pathogènes, des réactions morbides à peu près semblables : les tuberculoses de ces membranes, par exemple, sont, en nombre de points, identiques.

Il existe toutefois des différences : le mode, suivant lequel a lieu la production des néo-membranes d'abord, des adhérences ensuite, des symphyses enfin, n'est pas absolument le même pour chacune des séreuses.

Le processus symphysaire est réalisé plus facilement par le péricarde, moins aisément par la plèvre, plus rarement par le péritoine.

Dans la cavité abdominale, en effet, s'établissent souvent, au cours des maladies chroniques de la séreuse, des adhérences plus ou moins étendues, jetées çà et là, entre les organes, entravant l'excursion respiratoire du foie (périhépatite), de la rate (périsplénite), oblitérant plus ou moins complètement le calibre des trompes, troublant le péristaltisme intestinal, jusqu'à produire des occlusions aiguës ou chroniques, tout cela est d'une observation courante en clinique; le diagnostic en peut être établi dans un examen quelque peu approfondi, par l'étude des symptômes fonctionnels et subjectifs.

Tous ces faits sont connus, et il n'entre en aucune façon dans notre dessein d'y insister au cours de ce travail.

Mais la *symphyse complète*, *totale*, caractérisée par la soudure des anses intestinales les unes des autres, par la coalescence des feuillets viscéral et pariétal de la séreuse, par l'englobement des organes pleins ou creux de l'abdomen, n'est pas d'une observation courante. Et surtout, à notre connaissance, l'attention n'a nullement été attirée sur elle, en tant que syndrome nettement défini ; sa physionomie clinique n'est pas tracée, pas dégagée dans ses lignes essentielles. Un essai nosographique n'a pas été tenté.

En compulsant, en effet, les observations des mémoires relatifs aux péritonites chroniques, susceptibles de réaliser le mode symphysaire, voici ce qu'on trouve :

La vieille péritonite chronique des anciens auteurs, tout d'abord, semble fournir des cas au moins approchants.

Mais cette péritonite chronique simple n'est plus, semble-t-il aujourd'hui, une entité morbide bien nette. Déjà, en 1826, Louis avance qu'il n'y a pas de péritonite chronique sans tubercules. Ces idées sont partagées en Angleterre par Baron. Grisolle, dans son *Traité de pathologie interne*, en 1852, affirme avoir trouvé des tubercules, dans onze cas sur douze de péritonite chronique simple.

Les conclusions de Louis, celles de Grisolle, furent

longtemps acceptées sans discussion. Marfan admet que la péritonite chronique généralisée est due, presque toujours chez l'adulte, toujours chez l'enfant, à une tuberculose du péritoine.

En 1878, M. Tapret, puis Lancereaux et Delpeuch, en 1885, avaient émis une opinion contraire : d'après ces auteurs, il existerait des affections chroniques du péritoine, d'origine syphilitique, albuminurique, hépatique, gastrique.

En 1898, dans les *Archives générales de médecine,* MM. Labadie, Lagrave et Deguy étudient les périviscérites, inflammations chroniques des trois grandes séreuses de l'organisme, plèvre, péricarde, péritoine.

« La plupart du temps, à la plèvre, au péricarde, elles se manifestent sous forme de symphyses. Au péritoine, ce sont surtout des épaississements pseudo-cartilagineux siégeant d'ordinaire autour du foie et de la rate (périhépatite, périsplénite), toujours accompagnés d'ascite, avec ou sans fausses membranes fibreuses pouvant agglutiner entre elles les anses intestinales... On peut considérer la péritonite chronique comme résultant de l'artério-sclérose des petits vaisseaux... On peut avoir comme cause primitive le mal de Bright, l'alcoolisme, la goutte, le saturnisme, les maladies de cœur. »

Toutefois, si ces auteurs donnent des observations de symphyses localisées, dans les périhépatites en particulier. ils ne présentent pas un seul exemple d'adhérences péritonéales totales et généralisées. Sans nier la possibilité éventuelle d'en observer des cas, nous pouvons donc conclure cependant que jusqu'ici les symphyses généralisées n'ont pas été observées dans les périviscérites.

Nos recherches ont porté, en conséquence, sur la tuberculose du péritoine seulement : sur ce point, la littérature est riche en travaux ; dans les plus importants d'entre eux, nous avons cherché la description de la symphyse totale de la séreuse ; on n'en trouve aucune mention dans les thèses de Tapret (1878), de Boullaud (1885). Il en est de même au cours des monographies diverses consacrées au traitement de la péritonite tuberculeuse.

En 1886, Truc pose les indications de la laparotomie à titre curatif ; Maurange, en 1889, insiste encore plus longuement sur les interventions chirurgicales. En 1890, dans une thèse de doctorat sur la « valeur de l'intervention chirurgicale dans les péritonites tuberculeuses généralisées et localisées », M. le professeur agrégé Pic met la question au point et apporte à son étude une contribution importante.

En 1891, Legars insiste déjà sur l'occlusion intestinale au cours des péritonites tuberculeuses.

En 1892, paraissent des articles de Schwartz sur la péritonite sèche *(Semaine médicale)* ; en 1895, une thèse de Clavier. Dans tous les congrès de chirurgie revient la question des laparotomies, développée par Duplay dans le *Journal de clinique infantile* et dans son *Traité de chirurgie*. Le professeur Nothnagel fait paraître, en 1899, dans le *Journal de médecine de Vienne*, d'importants articles sur « la péritonite chronique adhésive ». Il parle des signes de compression, de l'œdème des membres inférieurs, de la circulation collatérale abdominale, de la dyspnée même que provoque la gêne du diaphragme au cours des péritonites avec adhérences développées. Mais, dans toutes les observations du professeur Nothnagel, nous n'avons pu trouver un diagnostic de symphyse totale confirmé par une autopsie. La question de symphyse totale n'est pas envisagée.

Marfan (in *Traité de Graucher)* mentionne que la symphyse est l'aboutissant de certaines formes de péritonites tuberculeuses fibro-adhésives, mais il ne fait qu'énoncer les *symphyses localisées*, avec leurs conséquences fonctionnelles, sans parler de la possibilité clinique d'une symphyse totale.

Courtois Suffit (dans le *Traité de pathologie interne de Bouchard et Brissaud)* insiste également sur les adhérences, mais au point de vue topographique seulement, et en se préoccupant surtout des conséquences anatomo-pathologiques qu'elles entraînent.

Terrien *(Presse médicale*, 1900), dans un article consacré à l'étude de la péritonite tuberculeuse chez l'enfant, écrit : « Les productions néo-membraneuses, les adhérences abdominales peuvent être le point de départ de compressions viscérales et provoquer, suivant les cas, un œdème persistant des membres inférieurs, des névralgies rebelles et souvent bilatérales, de l'ictère, si le cholédoque est englobé dans le processus. » Mais là encore, l'idée d'une symphyse totale généralisée, et surtout la possibilité d'un diagnostic au lit du malade ne se sont pas présentées à l'esprit de l'observateur.

Dans son *Précis de médecine infantile,* paru en 1900, M. le professeur Weill lui-même dit que la péritonite chronique à forme fibreuse « succède souvent à la forme ascitique, mais peut être primitive comme les pleurésies sèches des tuberculeux. Dans ce cas, on trouve des adhérences fibreuses avec tubercules scléreux, sans caséification. A son plus haut degré de développement elle constitue *une véritable symphyse.* »

Mais le type de symphyse totale n'est pas décrit. M. le professeur Weill n'avait pas eu occasion d'observer un cas typique comme celui que nous rapportons dans le chapitre suivant.

En une vue d'ensemble, on peut donc conclure ceci : la question des adhérences dans la péritonite tuberculeuse à type chronique est bien connue au point de vue anatomo-pathologique. Les descriptions détaillées se trouvent en grand nombre dans les auteurs. Mais ceux-ci ont en vue le plus souvent des *adhérences plus ou moins localisées* qui ne constituent pas de vraies symphyses.

Un cas observé à la Charité, dans le service de M. le professeur Weill, permet de faire dans le cadre des péritonites adhésives une place à part pour la symphyse totale du péritoine.

Mais tout d'abord nous allons citer trois observations de symphyse totale, trouvées dans la littérature médicale. Ces observations sont loin d'être typiques ; leurs auteurs les ont recueillies à un autre point de vue que celui qui nous occupe. Nous les reproduisons à titre de document additionnel, et aussi pour montrer qu'on a vu quelquefois des symphyses, mais qu'on les a pour ainsi dire laissées échapper, sans avoir idée de les isoler, de noter leurs symptômes, d'en faire le diagnostic.

Les deux premières observations sont intitulées : « péritonites chroniques simples chez des tuberculeux ». Elles ont été publiées en 1878. Or, aujourd hui, comme nous l'avons indiqué plus haut, on classe généralement ces péritonites parmi celles qu'engendre le bacille de Koch. Nous les considérons donc comme tuberculeuses, avec d'autant plus de vraisemblance, d'ailleurs, qu'est explicitement notée au cours de ces deux observations l'existence de tubercules en voie de ramollissement dans les deux poumons.

CHAPITRE II

OBSERVATIONS

Observation I

in Thèse de Tapret (Paris 1878).
sur la *péritonite chronique d'emblée* (p. 143).

Péritonites chroniques simples chez des tuberculeux.

Diagnostic. — *Péritonite chronique simple chez un tuberculeux.*

Pneumonie (clinique de Saint-Antoine. Aran).

X.., trente-quatre ans, entre le 28 décembre 1857 à l'hôpital Saint-Antoine. C'est un homme d'un tempérament nerveux, d'une constitution faible et sèche.

Début. — Il a éprouvé des douleurs de ventre répétées qui augmentaient d'acuité, de temps en temps des vomissements, et a vu ses forces diminuer graduellement.

Etat actuel. — L'amaigrissement est très marqué, la voix éteinte, la peau chaude et sèche, pouls 110, respiration 36.

Ventre distendu, rénitent. On observe de la matité dans la fosse iliaque droite, se déplaçant par les différents changements de position.

Le foie est augmenté de volume, refoulé en haut.

Il y a diminution de sonorité sous la clavicule droite ; le murmure respiratoire est faible.

Marche. — L'affaiblissement augmente, il survient de la diarrhée et des vomissements. Une pneumonie droite se déclare.

Marasme et mort trentre-cinq heures après la maladie intercurrente.

Autopsie. — On trouve *dans les poumons des tubercules en voie de ramollissement.*

La cavité péritonéale est effacée par des adhérences générales qui unissent les parois abdominales, l'épiploon et les intestins.

Elles sont anciennes, celluleuses, serrées, couleur ardoisé.

Il n'y a ni liquide, ni tubercules, ni fausses membranes.

Observation II

in thèse de Tapret.

Péritonite chronique simple chez un tuberculeux.
(Clinique de Aran, 1858.)

X.., trente-trois ans, journalier, entre à l'hôpital Saint-Antoine le 28 décembre 1857.

Homme de constitution faible, de tèmpérament nerveux.

Début. — Douleurs continuelles dans le ventre depuis un mois. Diarrhée.

Etat actuel. — D'abord fièvre, affaiblissement,

vomissements alimentaires, diarrhée et douleurs de ventre.

25 décembre. — Le ventre commence à se tuméfier, amaigrissement progressif.

29 décembre. — Voix éteinte, résistance de la paroi abdominale. Dans la fosse iliaque droite, matité qui se déplace. Le foie est refoulé vers le thorax et paraît petit. Diminution de sonorité et expiration prolongée sous la clavicule. Voix rude, retentissante, murmure vésiculaire faible.

Marche. — Marasme. Pneumonie droite.

Mort le 14 janvier, après une durée de deux mois de maladie.

Autopsie. — Thorax. Pneumonie droite ; tubercules en voie de ramollissement dans les deux poumons.

Abdomen. *Il est effacé par des adhérences anciennes, celluleuses, très serrées. Pas de liquide.*

Pas de tubercules dans les fausses membranes, ni dans aucun point de la séreuse.

Observation III

Observation IX, p. 41, *in* thèse Vermeil, Paris 1880, M. Chauffard, interne.

Tuberculose pulmonaire et péritonéale. (Péritonite, tuberculose généralisée.) Tuberculose des trompes.

V.., (Marie), quarante ans, entrée le 25 avril, service de M. Brouardel.

Bonne santé antérieure. — Pas d'antécédents héréditaires.

Réglée régulièrement jusqu'en janvier 1880, n'a plus vu depuis.

Depuis deux mois bronchite; pas d'hémoptysie; en même temps diarrhée rebelle, perte de l'appétit et des forces, amaigrissement croissant, pas de vomissements, douleurs de ventre passagères, peu intenses, petites coliques, développement rapide du ventre au début, puis au bout d'une quinzaine de jours retrait, affaiblissement.

Etat actuel. — Très maigre, profondément cachectique, teinte terreuse.

Appétit perdu, ne prend qu'un peu de potage et de viande crue.

Ventre affaissé, déprimé, empâté, sans souplesse ni glissement des anses intestinales.

Submatité par places, ailleurs sonorité normale, *pas d'ascite.*

Légèrement sensible à la pression, gargouillement, borborygmes, cris intestinaux, surtout autour de l'ombilic.

Langue rouge, dépouillée, toux grasse; crachats salivaires et muqueux, purulents.

Examen de la poitrine. — En arrière, matité au sommet droit, submatité au sommet gauche, avec bronchophonie, expiration prolongée et un peu soufflante.

La diarrhée va en augmentant, devient continuelle, avec selles liquides et involontaires. La malade refuse toute espèce d'aliments, s'affaiblit de plus en plus;

somnolence le jour, un peu d'agitation la nuit. Connaissance parfaite jusqu'au dernier moment.

Morte le 14, dans le marasme le plus profond.

Autopsie. — La cavité péritonéale est absolument oblitérée. Les deux feuillets de la séreuse sont adhérents, reliés de toutes parts par des fausses membranes infiltrées de tubercules. qui se laissent facilement déchirer avec le doigt.

Toutes ces surfaces séreuses sont criblées de tubercules confluents, jaunâtres, variant du volume du grain de mil à celui du grain de chènevis, tous évidemment d'une même génération.

Les anses intestinales sont atrophiées, rétrécies, ratatinées en peloton contre le rachis.

Le foie, la rate sont incrustés, adhérents aux fausses membranes qui tapissent en haut le diaphragme, en bas le gâteau intestinal.

Leur parenchyme ne paraît pas contenir de granulations. La face péritonéale du diaphragme est chargée de tubercules également nombreux, presque cohérents. Sa face pleurale cst saine, sans granulatious, ni lymphangite tuberculeuse.

Pas d'épanchement dans les plèvres.

Dans le petit bassin mêmes lésions, même abondance de tubercules et de fausses membranes.

Celles-ci forment un véritable revêtement à l'utérus et aux culs-de-sac périutérins, le grattage les détache facilement.

Les trompes sont un peu dilatées, injectées de matière tuberculeuse, leur pavillon est gros comme une noix, végétant, chargé de tubercules miliaires.

Les ovaires semblent à peu près sains ; il sont fixés en rétroflexion.

L'intestin grêle est ratatiné, diminué de calibre et de longueur ; il ne présente pas d'ulcérations, à peine quelques tubercules font-ils saillie sur la muqueuse.

Le gros intestin, au contraire, présente des lésions très avancées, à maximum au niveau du cæcum.

Là, la muqueuse est détruite presque en totalité; par places seulement elle est conservée avec des caractères normaux, et forme des saillies irrégulières, déchiquetées, à bords taillés à pic, se détachant nettement sur les ulcérations qui les entourent.

Celles-ci ont envahi les deux tiers au moins de la surface cæcale, elles sont grisâtres, inégales, criblées de tubercules. L'ensemble de ces lésions rappelle, de loin, celles de la dysenterie chronique.

Dans les côlons, les lésions sont moins confluentes. Çà et là, ulcérations irrégulières, déchiquetées, arrondies ou ovalaires, sans direction déterminée, à bords saillants et indurés, à fond granuleux.

Dans les poumons, lésions tuberculeuses de deux ordres, les unes anciennes, cavernule au sommet droit, caverne grosse comme une noix au sommet gauche ; des deux côtés infiltration tuberculeuse des lobes supérieurs, qui sont compacts, marbrés, durs au couteau. Dans les lobes moyens et inférieurs, poussées récentes de broncho-pneumonie tuberculeuse en grappe, avec granulations grises sous-pleurales. Ces dernières lésions sont évidemment contemporaines des lésions péritonéales.

Cerveau et méninges sains.

En résumé, dans ces trois observations le diagnostic de symphyse n'a pas été fait, et la constatation d'une union intime entre les deux feuillets péritonéaux n'est accompagnée d'aucun commentaire.

Nous retiendrons les symptômes : dans les deux premières observations, incomplètes d'ailleurs, ventre distendu et rénitent au début, avec matité dans les flancs. Il y avait certainement de l'ascite, qui s'est résorbée ensuite. Comme symptômes subjectifs, douleur abdominale, vomissements.

L'observation III, beaucoup plus complète, témoigne d'une péritonite à marche très lente, avec des symptômes atténués : douleurs de ventre passagères peu intenses... ici aussi « le ventre se développe au début, mais au bout de quinze jours il s'affaisse, se déprime, on le trouve empâté, sans souplesse ni glissement des anses intestinales... légèrement sensible à la pression, on entend des gargouillements, borborygmes, cris intestinaux, surtout autour de l'ombilic».

Observation IV

Voici maintenant notre observation fondamentale, prise dans le service de M. le professeur Weill à la Charité. (Interne M. Carrez.)

La jeune Clémentine B..., âgée de treize ans, entre

à la salle Saint-Ferdinand, lit nº 12, le 28 février 1901.

Antécédents héréditaires. — Le père est en assez bonne santé, la mère est morte d'une affection indéterminée. Une sœur morte à vingt-neuf ans.

Antécédents personnels. — L'enfant est dans un orphelinat depuis l'âge de huit ans. Élevée au sein par la mère. Elle a eu la rougeole et la coqueluche à huit ans. Elle a toujours toussé, est chétive. Pas d'appétit; elle vomit quelquefois, ne transpire jamais la nuit.

Maladie actuelle. — Depuis le dimanche 23 février elle s'est aperçue qne *ses jambes commençaient à enfler* ; elle tousse davantage, est très altérée, se plaint de points de côté dans l'abdomen et l'hémithorax droit. Au dire de l'enfant, depuis le mois de novembre elle tousserait un peu ; depuis quinze jours, ses points de côté seraient apparus et la fièvre daterait seulement de ces jours-ci.

Actuellement elle a eu 38°5 le matin de son entrée, est montée à 40°3 le soir. Elle se plaint de tousser beaucoup sans expectoration. La toux réveille un violent point de côté dans l'hémithorax droit et le ventre. Elle ne crache pas, n'est pas oppressée. Respiration 28 ; le facies n'est pas grippé.

Au poumon, un peu de submatité dans tout le côté droit, avec conservation des vibrations, sans autre signe notable.

Au cœur. — P. = 128, régulier : le pouls n'est pas ample ; rien d'anormal dans les bruits.

L'abdomen est volumineux : on trouve de la submatité dans les flancs, du tympanisme dans le reste de l'abdomen ; dilatation veineuse de la paroi, pas d'œdème de cette paroi, *pas de flot.*

Le foie remonte en baut au 4e espace, on ne peut délimiter son bord inférieur. Pas de matité splénique.

Œdème des jambes assez marqué jusqu'au genou.

Pas d'œdème des paupières visible. Langue nette, pas d'appétit, soif vive, pas de vomissements, un peu de constipation, pas de diarrhée. L'état général est bon, l'enfant n'a jamais été alitée jusqu'à son entrée.

Analyse d'urine. — Très légers flocons d'albumine.

2 mars. — Depuis l'entrée, la température oscille entre 39°5 le matin et 40°2 le soir.

Poumons. — Submatité dans le côté droit, étendue à toute la hauteur, plus marquée à la base, avec diminution générale des vibrations et de la respiration, sans souffle, oppression à l'occasion des efforts, elle tousse un peu sans cracher.

Pointe du cœur. — Impossible à délimiter ; déplacement du bord gauche de la matité cardiaque dans les déplacements du corps. Cœur régulier. Rythme pendulaire 120. Il y a une rénitence diffuse de l'abdomen, qui n'est pas étalé mais forme une espèce de poche à parois très résistantes, surtout au niveau des fosses iliaques.

Pas de flot abdominal. Matité dans les parties déclives, avec changement de son dans les changements de position.

Réseau veineux abdominal et thoracique très développé, comme dans les vieilles cirrhoses du foie. Pas de gonflement des veines du cou ni des veines du bras;

les veines du membre inférieur commencent à se dessiner.

13 mars. — La température oscille toujours entre 39 degrés le matin et 40 le soir.

Depuis quatre jours *l'ictère a fait son apparition. L'œdème des jambes a diminué et disparu depuis huit jours.* Il ne reste que la tuméfaction abdominale, sans liquide. *Elle n'a plus d'albumine, mais ses urines sont rouges et contiennent beaucoup de pigments biliaires. Les selles continuent à être jaunes.* Même développement de la circulation collatérale, mêmes signes pulmonaires.

14 mars. — M. Magnin examine les urines et constate qu'elles ne contiennent pas d'urobiline.

20 mars. — Température toujours élevée comme précédemment. L'ictère est variable, quelquefois se fonce brusquement, d'autres fois s'éclaircit. Les selles sont toujours jaunes, les urines très colorées. L'œdème des membres inférieurs diminue de plus en plus. La tuméfaction abdominale même a diminué. Circulation collatérale très visible, beaucoup plus développée du côté droit que du gauche. L'abdomen n'est plus douloureux à la pression que dans la région hépatique.

Le foie déborde légèrement.

Sa matité n'est pas augmentée. Elle est de 5 centimètres sur la ligne axillaire. Matité dans tout le côté droit en arrière. En avant, pas de matité, sonorité exagérée sous la clavicule. Respiration égale des deux côtés, en avant et en arrière. Vibrations légèrement exagérées à droite. A la base droite, souffle, bronchophonie, râles fixes à la fin de l'inspiration. Ponction exploratrice montre un léger épanchement séreux à la base droite.

21 mars. — On a donné 400 grammes de sirop de glucose : pas de glucosurie alimentaire.

23 mars. — Le ventre diminue toujours. Le foie déborde de trois travers de doigt.

La température, qui depuis l'entrée était restée entre 39 et 40 degrés en moyenne, est descendue hier matin jusqu'à 37 degrés, pour monter le soir à 38 degrés, aujourd'hui 37 degrés le matin et 37°5 le soir.

Du 23 mars au 28, la température remonte progressivement, et revient à 39 degrés le matin, 40 degrés le soir, ce qui dure jusqu'au 1er avril.

1er avril. — L'ictère diminue ; elle tousse toujours ; même état de la circulation collatérale. Le côté droit de l'abdomen est plus sensible que le côté gauche. Ventre ballonné. L'œdème des jambes a disparu. Le côté droit de la poitrine est dilaté légèrement. Expansion moindre à la base droite et partie moyenne qu'à gauche. Vibration augmentée partout du côté droit, surtout au sommet. Matité à la base, sonorité à la partie moyenne. Tympanisme au sommet. Respiration soufflante à la partie moyenne et au sommet. Râles à la base gauche.

9 avril. — Température depuis quelques jours aux environs de 39 degrés. amaigrissement et cachexie progressives. Elle se plaint toujours beaucoup du ventre, qui est très sensible à la pression. Pas de matité dans les parties déclives, peu de ballonnement. L'ictère a à peu près disparu. Elle a des vomissements bilieux et de la *diarrhée*. Dans la respiration, l'abdomen joue normalement. A la base droite, râles, et au-dessus, souffle, matité diffuse plus prononcée à la base. Quelques râles à la base gauche. P = 160.

10 avril.— Les vomissements deviennent plus abondants, fétides, noirs, se produisant à chaque ingestion et en dehors des ingestions.

La diarrhée continue. Pendant toute la journée, douleurs vives dans l'abdomen (la température est restée tous ces jours à une moyenne de 39 degrés). Les douleurs s'exagèrent dans les efforts de vomissement. Elles persistent avec la même intensité jusqu'à la mort.

Autopsie. — Symphyse péritonéale totale. Toute la masse intestinale est prise dans des adhérences, relativement anciennes.

Il est difficile de séparer le feuillet pariétal du feuillet viscéral, les viscères sont fixés à la grande masse intestinale : lorsqu'on essaye de décortiquer le foie ou la rate, on les trouve recouverts de petits dépôts jaunâtres, fibrineux ou caséeux. Il est impossible de séparer les anses intestinales très adhérentes.

La vésicule biliaire n'est pas augmentée de volume et renferme de la bile. Par conséquent, compression incomplète du cholédoque, ce qui explique l'ictère avec conservation de la coloration jaune des fèces; par contre, le foie est ictérique. On peut ajouter que l'œdème des membres inférieurs et le développement des veines sous-cutanées tiennent aux mêmes conditions de compression incomplète de la veine cave et de la veine porte.

Reins ictériques (110 grammes tous les deux).

Rate, 60 grammes, quelques tubercules à la coupe.

Poumon droit, 350.

Poumon gauche, 320. Adhérences à la base droite, d'où le défaut d'expansion pendant la vie, petite caverne au lobe supérieur en arrière, à droite.

Congestion intense de la base. Granulations groupées en folioles, en petit nombre, autour des bronches. Ganglions trachéo-bronchiques caséeux.

En résumé, dans la seule observation vraiment typique de symphyse totale du péritoine, d'origine tuberculeuse, que M. Weill a pu observer, on a noté l'évolution suivante :

Il s'agit d'une jeune fille de treize ans, sans antécédents héréditaires notables, d'une santé toujours chétive, qui, en l'espace de quelques semaines, mourut d'une *affection caractérisée* par :

Des douleurs diffuses au niveau du ventre, du gonflement abdominal, avec dilatation marquée des veines sous-cutanées pariétales, *sans épanchement ascitique ;* de l'ictère cutané, avec présence de pigments biliaires dans l'urine, sans décoloration des selles, et sans aucun signe d'insuffisance hépatique passagère ou durable ; de l'œdème des membres inférieurs.

Episodiquement, apparurent des symptômes pleuro-pulmonaires, qui pouvaient rationnellement être rattachés à la tuberculose.

L'autopsie montra l'existence d'une symphyse généralisée du péritoine, d'origine tuberculeuse, avec compression, par les adhérences de la veine cave et des canaux biliaires, et surtout *avec disparition de la cavité séreuse abdominale.*

Il s'agissait d'une forme particulière de la tuberculose du péritoine, dont il nous faut préciser la physionomie clinique et les caractères anatomo-pathologiques.

CHAPITRE III

CONSIDÉRATIONS CLINIQUES

L'originalité du tableau symptomatique fourni par l'observation de M. Weill consiste dans le fait d'une compression simultanée du canal cholédoque ou des canaux biliaires et de la veine cave, sans participation apparente de la veine porte.

Et cependant le développement des veines sous-cutanées abdominales, qui s'est effectué rapidement, indiquait qu'il y avait une gêne notable de la circulation porte, analogue à celle qui existe dans la cirrhose alcoolique. Dès lors la question se posait autrement : gêne de la circulation porte sans ascite, gêne de la circulation cave, gêne de la circulation biliaire, constituant un syndrome qui ne devenait paradoxal que par l'absence d'ascite.

On pouvait penser d'abord à deux lésions séparées l'une de l'autre et amenant la compression du canal cholédoque et de la veine cave. C'était déjà là une hypothèse peu naturelle.

D'autrepart, cette compression était incomplète, ainsi qu'en témoignaient et la présence de la bile dans les matières fécales, et les variations de l'ictère, et celles de l'œdème des membres inférieurs. L'observation relate en effet leur disparition ou leur atténuation.

Il n'y a qu'un symptôme qui ait gardé une certaine constance, c'est l'encombrement de la circulation veineuse des parois abdominales.

La gêne de la circulation porte était donc plus accusée que celle des autres vaisseaux sanguins ou biliaires intéressés en même temps qu'elle. Et cependant, c'est elle qui semblait s'effacer le plus, parce que son symptôme habituellement dominant, l'ascite, faisait défaut. Il fallait donc, ou nier cette gêne de la circulation porte, malgré la constatation d'un signe physique important, tel que le développement des veines sous-cutanées abdominales, ou bien admettre qu'il y avait une cause locale qui empêchait l'ascite de se produire.

Cette cause ne pouvait être que la disparition de la cavité péritonéale, une symphyse péritonéale, et c'est ce que M. le professeur Weill n'a pas hésité à admettre.

Aucune autre hypothèse ne pouvait satisfaire les exigences présentées par les signes physiques dans ce cas :

En effet : 1° une cirrhose hypertrophique biliaire (type Hanot) ne pouvait en imposer que superficiellement. Dans cette affection il n'y a pas de dilatation veineuse sous-cutanée. L'ictère, avec ses poussées successives, associé à l'hypertrophie plus ou moins accusée de la glande hépatique, permettent aisément un diagnostic différentiel.

2° On pouvait penser quelque temps à la possibilité

d'une tuberculose du foie, ne détruisant pas tout le tissu de la glande, puisque les fonctions hépatiques étaient conservées, amenant une compression passagère de la veine cave, avec œdème fugace des membres inférieurs, amenant de la compression de la veine porte et des canaux biliaires, d'où circulation abdominale et ictère.

Mais il n'y avait pas d'ascite, et l'hypothèse de cirrhose hypertrophique graisseuse, tuberculeuse, était par là même infirmée.

3° S'agissait-il d'une cirrhose de cause toxique, due à l'alcool par exemple ?

La cirrhose alcoolique, fréquente chez les enfants en Angleterre, est rare en France.

Il n'y avait pas d'alcoolisme noté chez la malade, puis on aurait eu une marche de l'affection par poussées fébriles et de l'ascite, et pas d'hypertrophie hépatique comme on en a noté dans l'observation de M. le professeur Weill.

4° Pouvions-nous soupçonner *une symphyse du péricarde ?*

Il a suffi de rechercher tout de suite le grand signe fondamental de M. le professeur Weill, « la fixité de la figure de matité cardiaque ». Or, chez notre malade, on note « déplacement du bord gauche de la matité cardiaque dans les changements de position du corps ». Puis une symphyse aurait déterminé un affaiblissement progressif de ce cœur « enfermé comme dans une oubliette » ; on aurait eu de l'ascite à répétition, de l'œdème progressif sous-cutané, on serait arrivé progressivement à un hydrothorax final. (Voir *Traité des maladies du cœur chez l'enfant*, article SYMPHYSE DU PÉRICARDE, M. le professeur Weill.)

5° Une dernière hypothèse se présentait à l'esprit, celle d'un développement de ganglions abdominaux. Mais la tuberculose primitive des ganglions mésentériques est rare, puis, les signes de compression sont minimes ; « les ganglions mésentériques disposant de larges espaces contigus à des organes mobiles, n'ont aucune tendance à exercer de compression dans leur voisinage... d'ailleurs, dans la péritonite tuberculeuse, les indurations sont plus superficielles, plus étalées ». (Weill, *Précis des maladies de l'enfance*, p. 338.)

Donc, ce n'était ni une cirrhose, ni une symphyse du péricarde, ni une néphrite, ni une compression ganglionnaire. M. le professeur Weill posa nettement son diagnostic, qui fut vérifié à l'autopsie. Nous ne sachions pas que ce diagnostic ait jamais été fait jusqu'alors.

Pour tracer un tableau à peu près complet, il nous faut rappeler que l'*étiologie* tuberculeuse et la *pathogénie* de ces symphyses ont été entrevues par les auteurs au point de vue anatomo-pathologique.

Nos quatre observations confirment ces données ; dans les quatre cas, la symphyse a été l'aboutissant de péritonites tuberculeuses chroniques.

Les *symptômes* ont présenté quelques points communs dans les quatre observations : douleurs abdominales plus ou moins accusées, vomissements et diarrhée, le ventre a d'abord été ballonné.

Mais s'il est resté toujours un peu distendu et rénitent dans trois cas, dans le quatrième (obs. III), « il s'est affaissé, déprimé, on l'a trouvé empâté, sans souplesse ni glissement des anses intestinales, faisant entendre des gargouillements, borborygmes, cris intestinaux, surtout autour de l'ombilic ».

Dans l'observation fondamentale de M. Weill, les symptômes de compression ont pris une intensité toute particulière. On a vu un œdème fugace des membres inférieurs témoignant d'une compression passagère de la veine cave, un ictère incomplet prouvant une compression du cholédoque, enfin, et surtout une circulation collatérale abdominale sans ascite, indice d'une gêne sérieuse de la circulation porte...

Ce dernier symptôme a permis à M. le professeur Weill de faire le *diagnostic* par un raisonnement que l'on pourra recommencer dans l'avenir pour les cas aussi typiques qui se présenteront. Mais les symptômes ne sont pas toujours identiques, comme en témoignent les observations I, II et III. Dans des cas semblables, et aussi incomplètement notés, le diagnostic sera impossible.

Le *pronostic* semble fatal. Il paraît difficile de voir régresser des adhérences généralisées totales, surtout anciennes. Les compressions intestinales et viscérales amènent des troubles digestifs sérieux, pouvant aller jusqu'à l'occlusion intestinale ; le malade étant, de plus, un tuberculeux, la cachexie est inévitable.

Le *traitement* médical semble devoir se borner à calmer la douleur.

Chirurgicalement, nous pourrions appliquer aux symphyses une des conclusions qu'a posées M. le professeur agrégé Pic dans sa thèse : « *L'occlusion intestinale au cours d'une péritonite tuberculeuse est une indication d'urgence de la laparotomie.* »

Toutefois, si la recherche d'une anse étranglée est relativement facile dans une péritonite ordinaire, les conditions sont bien différentes quand on opère sur un intestin agglutiné par des adhérences, soudé aux viscères et à la paroi abdominale. Les recherches seront certainement bien souvent infructueuses et même impossibles.

Voilà pour le traitement palliatif des complications.

Pour le traitement curatif, basons-nous encore sur une conclusion de M. le professeur agrégé Pic : « La laparotomie agit dans la forme ascitique, en provoquant une évolution fibreuse des tubercules. » Dans le cas de symphyse, le malade est menacé par ce processus fibreux de guérisons qui a dépassé la mesure ; il n'y a donc pas indication de l'activer encore par une laparotomie ; puis l'intervention chirurgicale nous semble encore impossible dans un paquet intestinal aussi soudé, aussi adhérent, aussi indivisible que celui qu'on peut avoir dans les cas de symphyses généralisées.

CONCLUSIONS

I. La symphyse généralisée du péritoine est rare; les auteurs l'ont vue anatomiquement comme terminaison de certaines péritonites tuberculeuses chroniques.

II. Le diagnostic a pu être posé dans un cas de M. le professeur Weill, caractérisé par l'absence d'ascite chez un malade où la circulation collatérale de l'abdomen indiquait une compression de la veine porte. L'ascite ne pouvait manquer que par la disparition de la cavité péritonéale.

Les associations symptomatiques relevées dans d'autres cas n'ont pas paru suffisantes pour permettre un pareil diagnostic.

III. Le pronostic semble fatal; à la cachexie tuberculeuse se joint celle que provoquent les troubles digestifs résultant de compressions.

IV. Le traitement médical pourra calmer la douleur.

Au point de vue chirurgical, il semble impossible d'intervenir.

BIBLIOGRAPHIE

AUCLAIR, Revue de la tuberculose, article dégénérescence caséeuse.

AVIRAGNET, La péritonite tuberculeuse des enfants et son traitement. (Journal de médecine interne, 15 septembre 1901.)

BAGINSKY, Traité des maladies des enfants, 1892.

BOARI, La laparotomie dans la péritonite tuberculeuse. (Acad. méd. chir. Ferrara, 15 décembre 1897.)

BOULLAND, Tuberculose du péritoine et des plèvres chez l'adulte. (Thèse de Paris, 1885.)

BRACHET, Réflexions sur quelques cas de péritonite tuberculeuse traités par la laparotomie. (Thèse de Lyon, mars 1898).

CLAVIER, Péritonite tuberculeuse. (Thèse de Paris, 1894-95.)

CONDAMIN, Quelques cas de péritonite tuberculeuse traités par la laparotomie. (Archives provinciales de chirurgie.)

COURTOIS-SUFFIT, Article péritonite tuberculeuse, du Traité de médecine Bouchard et Brissaud (1900).

DEGUY-HUCHARD, Un nouveau syndrome clinique : les périviscérites disséminées. (Journal des praticiens, décembre 1897.)

DELPEUCH, Essai sur la péritonite tuberculeuse de l'adolescent et de l'adulte. (Thèse de Paris, 1883.)

D'ESPINE et PICOT, Manuel pratique des maladies de l'enfance.

DUPLAY, Traitement de la péritonite tuberculeuse par la laparotomie. (Journal de clinique et de thérapeutique infantiles, 1898.)

Duplay et Reclus, Traité de chirurgie.

Duran, Traitement de la péritonite tuberculeuse par les insufflations d'air dans la cavité abdominale. (Journal de médecine moderne (1898) et communication au Congrès de Moscou.)

Gangolphe, Tuberculose péritonéale traitée par les ponctions avec injection d'oxygène. (Lyon médical, juin 1898.)

Gatti, Processus intime de guérison des péritonites tuberculeuses à la suite de la laparotomie. (Giorn. Accad. med. Torino, nov. 1896.)

Grisolle, Traité de pathologie interne, 1852.

Guinard, Traité de chirurgie Le Dentu et Delbet, 1899, article péritonite.

Hayem, Revue *(passim)*.

Hutinel et Auscher, Traité des maladies de l'enfance (Graucher), article Cirrhoses du foie.

Israël, Expériences sur le traitement chirurgical de la tuberculose péritonéale. (Deutsche med. Woche, 1896, p. 5).

König, Article tuberculose péritonéale diffuse. (Centralblatt für Chirurgie, 1884.)

Labadie-Lagrave, Les périviscérites. (Archives générales de médecine, octobre 1898).

Lafont, Suites de la laparotomie dans les péritonites tuberculeuses. (Thèse, Toulouse, 1897.)

Lejars, Chirurgie d'urgence ; Occlusion intestinale dans la péritonite tuberculeuse. (Gazette des hôpitaux, décembre 1891.)

Lévi-Sirugue, Reproduction expérimentale des différentes formes de la tuberculose péritonéale. (Revue de médecine, août, 1898.)

Lévi (Ch.), Etude anatomo-pathologique et expérimentale de la tuberculose péritonéale. (Thèse de Paris, 1899.)

Marfan, Traité des maladies de l'enfance, de Graucher. Article péritonites.

MAURANGE, Intervention chirurgicale dans les péritonites tuberculeuses. (Thèse de Paris, 1889.)

— La péritonite tuberculeuse. (Aide-mémoire, collection Masson, 1899.)

NAUMANN, Article tuberculose péritonéale. (Nordiskt. med. Arkiv., 1897, VI, n° 24.)

NOGUÉ, Traitement de la péritonite tuberculeuse chronique. (Revue intern. de médecine et de chirurgie, 25 janvier.)

NOTHNAGEL, Péritonite tuberculeuse chronique adhésive. (Allgemeiner Wiener. med. Zeitung, 7, 14, 21, 28 mars 1899.)

— Articles sur les péritonites. (Revue de Nothnagel.)

PIC, Essai sur la valeur de l'intervention chirurgicale dans les péritonites tuberculeuses généralisées et localisées. (Thèse de Lyon, novembre 1890.)

REBOUL, Péritonite tuberculeuse chronique. (Thèse de Toulouse, 1897.)

SCHWARTZ, Article péritonite sèche (Semaine médicale, 1892.)

SPILLMANN, Article péritonite. (Dictionnaire encyclopédique des sciences médicales, 1887.)

TAPRET, Etude clinique sur la péritonite chronique d'emblée. (Thèse de Paris, 1878.)

VASSILEWSKY, Influence de la laparotomie sur la péritonite tuberculeuse. (Archives Société biologique de Saint-Pétersbourg, 1896.)

VERMEIL, Lésions des organes génitaux chez les tuberculeuses. (Thèse de Paris, 1880.)

VIERORDT, Tuberculose des séreuses.

WEILL, Précis de médecine infantile, 1900.

— Traité clinique des maladies du cœur chez les enfants.

WEILL et GALLAVARDIN, Archives de médecine des enfants, avril 1900.)

WESTPHALL, Guérison de la tuberculose péritonéale par la laparotomie. (Central für Gyn., 16 octobre 1898.)

TABLE

Lyon. — Imp. A. Rey, 4, rue Gentil. — 28166

www.ingramcontent.com/pod-product-compliance
Ingram Content Group UK Ltd.
Pitfield, Milton Keynes, MK11 3LW, UK
UKHW020419220726
13923UKWH00005B/2053